AF310618

DE L'EXPECTATION

DANS LA PNEUMONIE

DE L'EXPECTATION

DANS

LA PNEUMONIE

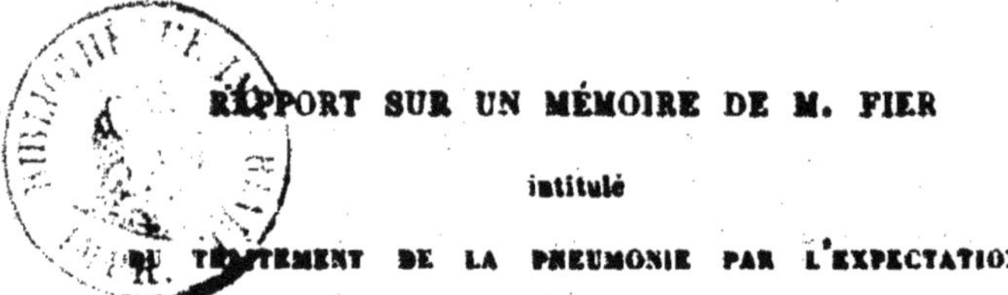

RAPPORT SUR UN MÉMOIRE DE M. FIER

intitulé

DU TRAITEMENT DE LA PNEUMONIE PAR L'EXPECTATION

PAR

M. LE DOCTEUR BONDET,

MÉDECIN DE L'HOTEL-DIEU.

(Lu à la Société des Sciences médicales).

LYON

IMPRIMERIE D'AIMÉ VINGTRINIER

Rue de la Belle-Cordière, 14.

—

1863

DE L'EXPECTATION

DANS

LA PNEUMONIE

Je viens vous rendre compte au nom d'une Commission composée de MM. Guyenot, L. Meynet et Bondet, d'un mémoire intitulé *du Traitement de la Pneumonie par l'expectation*, que M. Fier, interne des hôpitaux vous a présenté à l'appui de sa candidature au titre de membre-adjoint. — Après avoir étudié dans une première partie de son travail, la marche naturelle de la maladie, à l'aide de quelques faits de pneumonies abandonnées à elles-mêmes, l'auteur a réservé pour une seconde partie l'examen des indications et des contre-indications de la méthode expectante envisagée dans l'espèce, comme méthode thérapeutique. Pour ne rien changer à cette division, je me propose de le suivre dans l'exposé des faits d'abord, pour discuter ensuite devant vous, la valeur de la méthode qu'il préconise, et vous éclairer, si je le puis, sur ses avantages comme sur ses inconvénients.

Avant d'aborder l'étude des faits eux-mêmes, je dois m'arrêter avec M. Fier, sur le terrain difficile où il s'est placé en commençant, quand il a voulu donner une définition de ce qu'il entend par expectation. Telle qu'il nous l'a montrée, même pour un esprit peu sévère, il y a prise à la critique, sinon dans la définition elle-même, tout au moins dans certains correctifs dont il a cru devoir l'accompagner.

Pour M. Fier, on peut comprendre sous le nom d'expectation dans le traitement de la pneumonie, toute méthode qui consiste à éloigner des médications énergiques, celles par exemple, par les antimoniaux, l'ipécacuanha ou les émissions sanguines, pour donner la préférence à ce qu'il appelle de simples soins hygiéniques. — jusquelà, si l'on veut, cette définition est acceptable ; (nous verrons tout à l'heure comment les partisans de l'expectation entendent les moyens hygiéniques et comment ils savent les faire varier suivant les maladies qu'ils ont à traiter); mais dire avec M. Fier, qu'un purgatif donné au début d'une semblable affection, la pneumonie, qu'un émétique, à plus forte raison, puisse être sans influence sur la marche ultérieure de la maladie, n'est-ce pas méconnaître une des vérités cliniques les plus incontestables, et faire bien bon marché de cette partie de notre art qui à nom la science, ou si l'on veut, l'art des indications thérapeutiques.

Je crois qu'on a eu et qu'on a encore anjourd'hui quelque tendance à abuser des effets produits au sein de l'organisme malade, par une de ces vives et rapides perturbations qu'une main toute à la fois habile et hardie sait provoquer à propos, pour étouffer ou pour me servir de l'expression consacrée pour juguler certaines affections, celles surtout de nature inflammatoire ou simplement congestive. Mais les nier d'une manière absolue, vouloir qu'elles soient sans influence sur le développement des processus morbides ; autant vaudrait refuser au sulfate de quinine le pouvoir d'empêcher un accès de fièvre intermittente, ou à la saignée celui de prévenir une congestion, ou une apoplexie imminentes.

Je ne puis donc admettre ce qu'à dit M. Fier, sur le peu d'importance que peuvent avoir un laxatif simple, un purgatif, ou un vomitif administrés au début de la pneumonie. Ne voyons-nous pas tous les jours des érysipèles, des angines disparaître comme par enchantement sous l'influence de ces divers moyens ? Et si nous voulions chercher quelque peu dans nos souvenirs, ne retrouverions-nous pas quelques exemples d'individus disposés pendant des semaines ou des mois à des coryzas, des ophthalmies, des laryngites, des bronchites, peut-être même à des pneumonies, et qui, sous l'influence d'un gramme d'ipécacuanha, d'une bouteille d'eau de Sedlitz, administrés à propos, voient disparaître tout à coup, du jour au lendemain, cette disposition fluxionnaire incessante. — De pareils faits ne sont point rares ; il me suffirait presque de vous les signaler ; et pourtant dans cette défense rapide, et dans une appréciation forcément incomplète d'agents thérapeutiques aussi simples et pourtant d'une si grande portée thérapeutique, je craindrais de vous paraître exagéré si je n'entrais, pour donner une démonstration de ce que j'avance, dans l'exposé de quelques aperçus généraux, empruntés surtout aux lois de la physiologie.

Que pour un instant seulement on veuille réfléchir aux connexions intimes qui relient aux grands centres de l'innervation, les principaux systèmes organiques de la machine humaine, qu'on veuille ne pas oublier ces ramuscules nerveux innombrables qui viennent en se ramifiant, s'épanouir à la surface des muqueuses, et qu'on songe alors à ces actions réflexes puissantes qui se produiront à coup sûr, quand des modificateurs tels que les purgatifs ou les vomitifs viendront à impressionner cette immense et si délicate portion de notre individu la muqueuse digestive. Il sera facile alors de comprendre, je ne dirai pas la possibilité des faits dont je viens de parler, mais encore leur nécessité et leur incontestable valeur, si l'on n'a pas oublié surtout, que par l'intermédiaire de ce système nerveux périphérique, peuvent être mises en jeu ces influences variées de certains nerfs sur les diverses circulations tant locale que générale.

Autrefois, il est vrai, les choses se passaient autrement, on purgeait pour évacuer les matières peccantes, on faisait vomir pour expulser les saburres et la bile ; aujourd'hui, nous avons appris à envisager ces différents actes d'une façon plus générale, plus élevée et surtout plus physiologique. Grâce aux découvertes faites en physiologie sur les circulations locales, ainsi que sur la façon dont certaines parties du système nerveux, ou certains actes sécrétoires impressionnent et modifient ces diverses circulations, nous ne devons plus nous en tenir aux seuls effets directement appréciables que produisent ces médicaments, et ce serait méconnaître l'une des plus belles découvertes physiologiques de notre époque, que de perdre ainsi de vue les applications les plus directes qui doivent en résulter pour l'interprétation de certains faits pathologiques, aussi bien que pour la connaissance plus exacte de plusieurs actes thérapeutiques.

C'est pour avoir oublié, ou plutôt c'est pour n'avoir pas tenu compte de ces faits, que M. Fier a pu dire qu'un purgatif, qu'un vomitif administrés au début d'une pneumonie, pouvaient être sans influence sur son développement, sa marche et sa terminaison. Il y a dans cette assertion, quelque chose qui blesse profondément les croyances et les aspirations médicales de notre époque. De pareilles idées pouvaient se soutenir il y a quelques années encore, alors que l'inspiration en thérapeutique primait le raisonnement, et que l'art plus souvent que les données de la science, servait de guide au médecin dans le choix des divers moyens, à l'aide desquels il devait remplir les principales indications thérapeutiques. Heureusement, et déjà nous pouvons le dire avec une certaine assurance, plus nous irons, et plus nous verrons la physiologie, tendant à effacer pour s'y suppléer peut-être un jour tout à fait, les données incertaines de l'inspiration. A la place de ces aspirations thérapeutiques douteuses que dictait un tact particulier à certains hommes, doivent s'élever désormais des lois, basées sur les faits plus certains de l'observation et de la physiologie.

C'est vers l'étude de ces lois que doivent tendre désormais tous les efforts du médecin. A mesure qu'elles se multiplieront et que leur connaissance ira en se généralisant, ce que l'on peut vraiment décorer du nom de science en médecine, s'enrichira à cette source féconde, et peut-être, nous qui arrivons à une époque déjà riche de faits et de données physiologiques de la plus haute portée, aurons-nous la satisfaction de voir, grâce à ces travaux, de nouvelles vérités surgir à ces horizons nouveaux. Peut-être ces réflexions paraîtront-elles déplacées à quelques-uns d'entre vous, mais quand une doctrine s'offre ainsi, riche déjà en faits acquis, et plus riche encore en promesses pour l'avenir, il ne peut être indifférent de la laisser dans l'ombre, ou de la produire au grand jour. Obligé de m'en servir pour appuyer les idées que je soutiens, j'ai dû la défendre ; vous me rendrez toutefois cette justice, Messieurs, que je ne lui ai demandé que des faits choisis parmi les plus incontestables et les plus généralement admis.

Les actions réflexes, l'influences de certains nerfs ou de certaines secrétions sur les diverses circulations, et par conséquent sur les divers phénomènes congestifs ou inflammatoires, voilà les preuves sur lesquelles j'ai voulu me baser pour dire à M. Fier, votre définition de l'expectation ne vaut rien, et ce que vous avez fait chez vos malades n'est pas de l'expectation.

Dans les cinq observations qu'il vous a présentées, je retrouve en effet en dehors des laxatifs et des vomitifs qu'il aurait pu administrer, un purgatif donné à son malade de l'observation 11, des applications de moutarde, des vésicatoires chez les malades des observations 1, 2 et 5 ; vous m'avouerez, Messieurs, qu'en voilà assez, pour qu'après la définition je puisse attaquer les faits à leur tour. Je pourrai bien vous parler encore des soins tout particuliers dont M. Fier a entouré ses malades, en provoquant chez tous à l'aide du coton, des boissons chaudes abondantes et légèrement aromatiques, cette détente de la peau qui permettra peut-être à la diaphorèse de s'établir, et pourra bien ne pas être sans influence sur la terminaison de la maladie ; mais j'ai hâte d'en finir avec ces objections, pour répondre à mon tour à celles qu'on pourrait me faire à propos des réflexions que j'ai dû faire pour vous mettre en garde contre la valeur absolue de la méthode expectante, telle que M. Fier l'a employée chez les malades dont il vous a cité les observations.

Du moment où il n'y a pas de médication continue, dirigée contre l'état inflammatoire du poumon, il n'y a réellement pas de traitement, peut-on me dire. Oui, pour certaine catégorie de médecins qui croit à la spécificité constante du médicament, ou à une sorte d'action élective, je dirai presque intelligente, la réponse peut et doit rester suffisante ; mais pour ceux qui comprennent autrement les traitements et qui voient dans les effets des médicaments autre chose qu'une sorte de lutte corps à corps entre le remède et le mal, la réponse reste et devra toujours rester insuffisante.

Si je m'élève autant contre les faits de M. Fier, si je blâme la façon dont il a envisagé l'expectation, bien que sa définition se rapproche beaucoup de celle qui se trouve dans la plupart des traités de pathologie générale, c'est que je tiens à protester contre l'obligation regrettable qu'elle impose au médecin, de ne voir l'agent thérapeutique que dans la drogue et de lui faire perdre de vue des considérations d'un ordre infiniment plus élevé et surtout plus physiologique.

Qu'importe le remède pourvu que l'effet voulu se produise ? Aussi bien que l'ipécacuanha, le tartre stibié, le calomel ou l'opium, l'eau pure est un médicament, toutes les fois qu'elle est administrée de façon et dans le but d'obtenir un effet thérapeutique déterminé.

Veut-on singulièrement simplifier cette discussion sur l'expectation ? qu'on se rappelle cette différence entre le remède et le traitement à laquelle on ne songe pas assez, et que Bayle caractérisait ainsi. Le traitement, disait-il, n'est pas l'emploi de tel remède contre telle maladie, mais bien la manière de combattre cette maladie, en remplissant, par tels moyens qu'on juge convenables, agents thérapeutiques, hygiéniques ou autres, une indication donnée. Les remèdes peuvent varier selon le siècle où l'on vit, les lieux, la mode même, et l'indication et le traitement néanmoins ne pas différer. Là est le nœud de la question, du moment où par un moyen quel qu'il soit, on cherchera à provoquer au sein de l'organisme malade un acte ou une fonction pouvant agir dans un but thérapeutique, il n'y aura plus d'expectation.

Les cas de M. Fier rentrent précisément dans cette catégorie ; j'admets pour un instant qu'il n'y ait pas eu de remèdes actifs de donnés, mais rigoureusement parlant, il y a eu traitement, puisqu'à l'aide des boissons chaudes, du coton, du repos au lit dans certaines conditions de température, il a cherché à provoquer ces diaphorèses abondantes qui presque toujours ont accompagné la période de résolution de ses pneumonies.

J'en appelle à M. Fier lui-même, et je ne lui demande qu'une réponse dictée par le simple bon sens médical. S'il se fût agi d'une fièvre inflammatoire, d'une variole, d'un érysipèle de la face, d'un embarras gastrique ou d'une gastrite, et qu'il eût voulu appliquer, à ces maladies, cette même méthode expectante à l'aide de laquelle il traitait ses pneumoniques ; eût-il recherché cette température élevée, ce coton, ces boissons chaudes faites à l'aide d'infusion de plantes aromatiques, par conséquent toujours un peu excitantes ?

Tout en faisant peu pour ses pneumoniques, il est bien évident qu'il a fait quelque chose, et ce quelque chose a été je ne dirai pas spécial, mais il a fait pour eux ce qu'il n'eût pas fait pour d'autres. Entre faire beaucoup et ne rien faire du tout, il y a des nuances, et ce sont ces nuances sur lesquelles peut-être il s'agit de s'entendre pour tomber d'accord.

Si le nom de méthode expectante peut s'appliquer à ces nuances, c'est-à-dire à ces traitements dont les principaux éléments se trouvent constitués par certaines conditions de température de boissons, d'alimentation, je l'accepte sans peine comme pouvant donner dans la pneumonie de très-bons résultats ; je le repousse au contraire, s'il me faut pour le comprendre le ramener à la seule acception que je considère comme absolument vraie, et qui ne peut se définir qu'à l'aide de deux mots , attendre et ne rien faire.

La question de l'expectation considérée comme méthode de traitement dans la pneumonie,et dans toutes les maladies en général, réside en grande partie dans la signification différente que chacun peut donner au mot même qui a servi à qualifier la méthode. Qu'il me suffise donc de dire, et j'en finis avec ces préliminaires déjà longs et indispensables pourtant, pour l'entente parfaite du sujet , que l'expectation, avec sa véritable acception grammaticale, c'est-à-dire cette sorte de contemplation stérile indigne de tout médecin vraiment digne de ce nom, est à de rares exceptions près, une chose impossible et qui jamais ne pourra être élevée au rang de méthode thérapeutique. Qui de nous, une maladie étant donnée, consentirait pour rester fidèle à un principe, à accepter ce poste d'observateur qui oblige à attendre en regardant, et à compter sur les seules forces de la nature, alors que ces forces troublées elles-mêmes, et déviées par conséquent de leur puissance habituelle, ne peuvent aboutir qu'à des actes organiques irréguliers ou incomplets? Je trouve dans cette obligation de faire de l'ordre avec du désordre, un fait qui répugne à ma raison, mieux encore, j'y vois quelque chose qui révolte le simple bon sens ; aussi ne puis-je l'accepter que comme une rare exception.

Cela est si vrai, et cette nécessité est tellement absolue, que les partisans de l'expectation ont été obligés, et M. Fier l'a été comme les autres, de définir à ce mot pour pouvoir s'en servir une signification bien différente et beaucoup plus large que ne le comporte sa véritable acception grammaticale. Expectation, pour eux, ne veut pas dire absence de traitement, mais bien absence de remèdes ; je l'ai dit et je le répète, la question qui nous occupe, et les dissidences qu'elle pourrait soulever, réside tout entière dans cette distinction dont la nécessité n'échappera à personne et qu'il importe d'établir, entre la drogue proprement dite et le traitement. J'ai dit déjà, et j'ai montré cette distinction ; si je la rappelle ici, ce n'est que pour fixer un point essentiel de la discussion, et j'aborde de suite l'examen détaillé des faits contenus dans le mémoire de M. Fier.

Ces faits peu nombreux, mais recueillis avec soin, méritent, à plus d'un titre, de fixer l'attention de votre Société. Je ne vous parlerai point des soins consciencieux que l'auteur a mis à vous rapporter jour par jour, heure par heure, les détails circonstanciés de l'état des malades chez lesquels il a étudié la marche naturelle de la pneumonie. Vous vous rappelez assez avec quel luxe de soins et de précautions leurs observations ont été prises, et je ne ferai que réveiller vos souvenirs et vos impressions d'alors, en vous signalant l'esprit consciencieux qui a présidé à leur rédaction.

Ce qui doit ressortir surtout de l'ensemble des faits rassemblés dans le mémoire de M. Fier, ce sont les résultats vraiment intéressants au point de vue de la marche et de la terminaison de la pneumonie qu'il a obtenus, je ne dirai pas à l'aide de l'expectation, mais à l'aide des traitements les plus simples.

Ces résultats sont d'autant plus curieux, que de tout temps la pneumonie avait été considérée comme une maladie contre laquelle la médecine était appelée à diriger ses agents thérapeutiques les plus actifs. Il est vrai de dire que cette opinion ébranlée déjà par diverses tentatives faites presque simultanément, par Dietl, en Allemagne, par Magendie, Legendre et Valleix, en France, n'était plus ni aussi générale ni aussi absolue quand le travail de M. Fier a paru. Les succès qu'il a obtenus sont de nature à donner un nouveau démenti aux idées généralement acceptées sur la nécessité d'opposer toujours une médication énergique à cette maladie. Ces succès, dois-je ajouter, confirment, non-seulement les essais tentés par les médecins que je viens de nommer, et répétés depuis par les docteurs Bordes, Schmidt, Brandes, de Copenhague, et Barthez, de Paris, mais ils peuvent servir d'encouragement aux médecins décidés à entrer dans cette voie de réforme, ou pour mieux dire de simplification thérapeutique. — Il y a, du reste, dans le détail des observations que vous avez entendues, certains faits intéressants sur lesquels je désire tout spécialement attirer votre attention. Ainsi, une certaine régularité dans la marche de la maladie ; l'amendement rapide des symptômes, à un jour donné, tombant en général du septième au neuvième jour de la maladie ; la chute considérable du pouls dont les pulsations tombent alors au-dessous de leur chiffre normal, pour se maintenir ainsi pendant quelques jours et se relever ensuite dès que l'alimentation devient possible, voilà tout autant de faits isolés qui ressortent de l'histoire des pneumonies soumises, par M. Fier, au traitement expectant, et dont la connaissance m'a particulièrement parue intéressante.

Autrefois déjà, Valleix avait fait à propos de la marche naturelle de la pneumonie, quelques remarques analogues. La pneumonie, disait-il, dans bon nombre de cas, a une tendance naturelle à la guérison, c'est du moins ce qui n'est pas douteux pour les cas observés avant l'âge de 30 à 40 ans. En général, une fois le premier nuage passé, il survient une rémission des plus frappantes dans les symptômes, de telle sorte, que si la médication ou la prétendue médication coïncide à 2 ou 3 jours près avec cette rémission naturelle, on ne manque pas d'en faire honneur au traitement. Est-il, ajoute-t-il alors, une maladie plus propre aux illusions thérapeutiques ?

Ces paroles écrites il y a plus de 12 ans (*Union médicale*, 29 juin 1850), nous montrent que déjà à cette époque, on croyait à la guérison naturelle de la pneumonie. Nous y retrouvons également cette rémission presque régulière des symptômes à un moment donné de la maladie, avec une judicieuse remarque à l'adresse des guérisseurs de toute espèce, et que je note pour ma part comme un enseignement pratique de la plus haute portée. Je crois, en effet, qu'un des plus grands profits que nous puissions tirer de ces faits, consistera surtout en une sorte de défiance qui à l'avenir nous forcera à nous tenir en garde contre une foule de promesses illusoires en thérapeutique, et nous garantira de ces déceptions et de ce scepticisme qui, presque toujours accompagnent ou suivent ces entraînements dangereux.

C'est à ce point de vue surtout que j'approuve ce qui devrait être les conclusions du mémoire de M. Fier, car ces conclusions, je suis à les attendre encore, ainsi que la seconde partie du mémoire qui m'avait été promise et qui devait les contenir.

Dans l'impossibilité où je suis de continuer mon rôle de rapporteur, au lieu d'entrer dans une discussion qui peut-être eût été plus intéressante, et qui vous eût au moins permis de choisir entre les idées de l'auteur et les miennes, je vais essayer de suppléer à cette lacune en examinant devant vous l'opportunité de ces sortes de traitements dans la maladie qui nous occupe.

J'ai fait mes réserves en commençant, sur la valeur du mot expectation dont se sont servi la plupart des médecins qui ont évité de donner des remèdes actifs dans le traitement de la pneumonie : j'ai démontré, je le crois, que l'acception grammaticale de ce mot avait été faussée par la plupart d'entre eux, et qu'en l'employant désormais, il fallait lui donner une signification différente. Aussi en m'en servant, aurai-je plutôt en vue d'étudier les effets des traitements simples dans la pneumonie, que les résultats de l'abstention complète de toute espèce de traitement.

Jusqu'à présent nous étions habitués à voir la pneumonie combattue par des agents thérapeutiques d'une certaine énergie, ce que nous savons aujourd'hui nous oblige de changer quelque peu nos idées à cet égard. Avec le repos, quelques soins hygiéniques, les infusions et la diète, la pneumonie peut guérir, c'est un fait aujourd'hui incontestable. Je dis qu'elle peut et non qu'on doit, notez bien l'expression, car je ne prétends pas, à l'exemple de Magendie, de Dietl, de Bordes, Brandes et autres, faire de l'expectation quand même, et traiter ainsi tous mes pneumoniques ; cette méthode généralisée serait une méthode déplorable, et malgré l'autorité des noms que je viens de citer, je ne consentirai jamais à accepter comme une règle une méthode qui doit souffrir tant d'exceptions. Nous ne devons pas oublier que la pneumonie ainsi que toutes les maladies aiguës, n'est pas toujours une maladie simple ; chaque malade présente une individualité qui exige la solution d'un problème différent, et souvent des indications en apparence secondaires priment dans le traitement la maladie principale.

Vouloir faire de l'expectation quand même et toujours, ce serait méconnaître certaines influences, telles que l'âge, les habitudes des malades, la nature et le degré de l'inflammation, sa simplicité ou sa combinaison avec d'autres états morbides qui tous impriment à la maladie des caractères particuliers et peuvent devenir, à un moment donné, la source d'indications thérapeutiques spéciales qu'il importe de ne pas méconnaître. Pas plus que la saignée, que l'oxyde blanc d'antimoine, l'émétique, l'ipécacuanha ou le kermès, l'expectation ne doit être érigée en méthode thérapeutique absolue.

L'hépatisation, du reste, n'étant pas toujours l'expression d'une maladie parfaitement déterminée, et toujours identique à elle-même, il serait absurde de se renfermer dans le cadre étroit d'une médication qui serait toujours la même. L'expectation ne pourra s'appliquer qu'aux cas les plus simples, et encore dans ces cas même, ainsi que le disait dernièrement M. le docteur Barthez, dans un travail très-intéressant qu'il vient de présenter à l'Académie de médecine, à propos des résultats de l'expectation dans le traitement de la pneumonie, faudra-t-il le faire en consultant toujours les besoins de chaque malade.

Souvent un purgatif ou un vomitif donnés à propos, ajoute-t-il, peuvent amener un peu de détente ; une saignée générale ou une application de sangsues peuvent calmer momentanément le mouvement fébrile ou atténuer un point de côté. Un bain chaud donné en pleine pneumonie peut quelquefois produire des effets aussi favorables. Il importe donc, que pour rester fidèle à un principe, le médecin ne néglige pas des moyens aussi utiles pour le soulagement du malade, l'atténuation de quelques symptômes d'abord, et surtout au point de vue de la durée et de la terminaison de la maladie.

C'est en se laissant guider par ces préceptes que M. Barthez a pu dire que, chez les enfants atteints de pneumonie, la meilleure thérapeutique consiste dans l'emploi d'une bonne hygiène et dans l'abstention de toute médication. C'est en les appliquant qu'il est arrivé à ce résultat magnifique de 2 morts seulement sur 212 enfants de 2 à 16 ans, qu'il a traités dans une période de 7 ans, de 1854 à 1861.

Je doute fort que chez l'adulte nous arrivions jamais à d'aussi beaux résultats. En effet, à mesure que les malades s'éloigneront de la jeunesse, leurs maladies deviendront moins simples, les traitements par conséquent, devront se compliquer davantage, et l'expectation trouvera moins souvent ses indications. Peut-être même y aurait-il de l'imprudence à trop compter sur elle au-dessus d'un certain âge, 45 à 50 ans, par exemple, et j'avoue que chez les vieillards je ne l'emploierai jamais qu'avec une extrême prudence.

Ces réserves faites, je ne pense pas que le principe que j'émettais tout à l'heure à propos des conditions qui permettent d'employer l'expectation dans la pneumonie de l'enfance, doivent considérablement changer quand il s'agira d'appliquer ce traitement à la pneumonie de l'adulte. Cependant, comme pour poser ces principes je me suis appuyé surtout de l'autorité de Barthez, et que ses observations ont été prises seulement dans un hôpital d'enfants, permettez-moi de mettre en regard de l'opinion du médecin de Paris, celle d'une autorité également recommandable, le docteur Magnus von Huss, de Stockholm. Comme toutes les maladies aiguës dit-il, la pneumonie guérit par les seules forces de la nature. J'ai vu la maladie livrée à elle-même, guérir à toutes les périodes, dans les cas même défavorables, plusieurs fois après le passage à la suppuration. En fait de traitement, le médecin doit garder le milieu entre le nihilisme absolu et une thérapeutique trop violente.

Je retrouve dans les principes qu'il pose ensuite pour guider le médecin dans le choix des traitements, tant de ressemblance avec les idées que je m'étais faites des indications et des contre-indications de l'expectation dans le traitement de la pneumonie, que j'ai songé à vous donner ce résumé qui servira de conclusion naturelle à la seconde partie de mon rapport. Voici ces préceptes :

1° Dans la période de congestion, chercher, par un traitement approprié, à prévenir le développement de la maladie, à la juguler ;

2° Dans l'hépatisation rouge, s'il n'y a pas de complications, que le 5° ou le 6° jour ne soit pas dépassé, on peut faire de l'expectation ;

3° De même s'il y a des signes de résolution commençante ;

4° Dans une hépatisation étendue l'art doit intervenir ;

5° Dans le cas de complications réelles, survenues au début ou ultérieurement, l'expectation doit être rejetée ;

6° Chez les individus affaiblis et chez les malades ayant dépassé 60 ans, l'expectation doit être autant que possible rejetée.

Telles sont à peu de chose près les conclusions par lesquelles je comptais terminer la critique de la seconde partie du mémoire de M. Fier.

Cette seconde partie ne m'ayant pas été remise, j'ai préféré, plutôt que de vous en donner qui m'eussent été personnelles, les emprunter à des noms justement considérés, espérant leur donner ainsi plus de consistance et diminuer d'autant ma responsabilité d'auteur. En effet, je n'étais que rapporteur, et j'allais l'oublier ; je vous propose donc de remercier M. Fier, de la partie intéressante du travail qu'il vous a communiqué, et d'inscrire son nom sur la liste des candidats, au titre de membre adjoint.

On me reprochera peut-être d'avoir négligé dans ce rapport les questions de chiffres et de statistiques sur lesquelles j'aurais pu m'appuyer pour comparer et juger en définitive la valeur des diverses méthodes thérapeutiques tour à tour vantées contre la pneumonie. J'avoue que j'ai préféré à cette froide énumération de résultats empruntés à des tables de mortalité dont les bases peuvent toujours être contestées, une discussion portant surtout sur des idées générales et sur les faits eux-mêmes. N'acceptant pas le principe, je ne pouvais en accepter les conséquences ; la méthode numérique est un leurre, bon pour le public, pour les académies quelquefois, pour le médecin jamais.

C'est en médecin surtout que j'ai examiné cette question de la guérison naturelle de la pneumonie, et c'est en médecin que j'ai pu dire et que je répète : oui, la pneumonie guérit seule, mais souvent il faut aider à cette guérison naturelle à l'aide d'une thérapeutique dirigée surtout contre les principaux éléments qui impriment ou peuvent imprimer à la maladie, quelquefois une physionomie, presque toujours un caractère particulier, et sur lesquels une analyse clinique sévère peut seule nous renseigner.

www.ingramcontent.com/pod-product-compliance
Ingram Content Group UK Ltd.
Pitfield, Milton Keynes, MK11 3LW, UK
UKHW020141080726
13614UKWH00005B/2338